Kakao

Die wundersame Heilkraft

der Kakaobohne

von

Michael Iatroudakis

Bibliografische Informationen der Deutschen Nationalbibliothek: Die Deutsche Nationalbibliothek verzeichnet diese
Publikation in der Deutschen Nationalbibliografie; de-
taillierte bibliografische Daten sind im Internet über
dnb.d-nb.de abrufbar.

Hinweis:

Diese Publikation wurde nach bestem Wissen recherchiert und erstellt. Verlag und Autor können jedoch keinerlei Haftung für Ideen, Konzepte, Empfehlungen und Sachverhalte übernehmen.

Die publizierten Tipps und Ratschläge sind als Hilfen zu verstehen, um jeweils zu eigenen Lösungen zu kommen. Bei offenen Fragen kontaktieren Sie bitte Ihren Hausarzt.

Das Buch ersetzt nicht eine medizinische Behandlung / Therapie oder eine krankheitsbedingte Ernährungstherapie / Beratung. Der Autor und der Verleger können keine absolute Garantie für Ihr persönliches Ergebnis übernehmen. Sie handeln in allen Fällen eigenverantwortlich.

Als Leserin und Leser dieses Buches möchten wir Sie ausdrücklich darauf hinweisen, dass keine Erfolgsgarantien oder Ähnliches gewährleistet werden können. Auch kann keinerlei Verantwortung für jegliche Art von Folgen, die Ihnen oder anderen Lesern im Zusammenhang mit dem Inhalt dieses Buches entstehen, übernommen werden.

Der Leser ist für die aus diesem Buch resultierenden Ideen und Aktionen selbst verantwortlich.

Inhaltsverzeichnis:

Vorwort

Kakao – wo kommt er eigentlich her und was steckt in ihm?

Viele kennen es, draußen ist es kalt, nebelig und nass und man fühlt sich auch genau ebenso. Viele kochen sich dann gern eine frische Tasse heißen Kakao gegen die Schlechtwetterlaune. Doch haben Sie sich schon einmal gefragt, woher der Kakao kommt, zu was er alles nützlich ist und was vor allem in ihm steckt? Wussten Sie das der „Kakao" am Kakaobaum wächst, der über 10 Meter hoch werden kann und das es sich dabei nicht um einzelne kleine Bohnen handelt, sondern um eine Frucht die länglich, von der Farbe her rot und gelb ist und bis zu 20 cm lang wird? In dieser Frucht befinden sich die Samen, also die Kakaobohnen. Diese werden nach der Ernte verarbeitet in Kakaopulver, das vielseitig zur Anwendung kommt.

In diesem Buch wollen wir aufzeigen, dass Kakao mehr ist, als nur eine süße Sache, die man an kalten Tagen genießen kann. Denn bei der Kakaobohne handelt es sich um ein wahres Vitalwunder. Bereits den Eingeborenen Amerikas war sie als Nahrungs- und Genussmittel bekannt. Die rohen Kakaobohnen beinhalten vielfältige Inhaltsstoffe, die positiv auf unseren Körper wirken, wie beispielsweise Antioxidantien, Zink, Magnesium und Vitamin C. Zudem unterstützt die rohe Kakaobohne die Herz- und Gehirnfunktionen und vermindert die depressiven Gefühle. Kakao ist vielseitig, es bremst den Appetit, stabilisiert den Blutzucker und man kann sogar mit Kakao langfristig sein Gewicht reduzieren.

Bereits Alexander von Humboldt (1769 – 1859) schrieb über die Kakaobohne:

"Kein zweites Mal hat die Natur eine solche Fülle der wertvollsten Nährstoffe auf einem so kleinen Raum zusammengedrängt wie gerade bei der Kakaobohne."

Dieses Buch eröffnet ihnen die spannende Welt des Kakaos und der Kakaobohne. Sie erhalten viele wissenswerte Informationen und Rezepte und vor allem die Kakaoliebhaber und die es noch werden wollen, kommen hier voll und ganz auf ihre Kosten.

Ich wünsche Ihnen viel Spaß beim lesen…

Ihr
Michael Iatroudakis

Die Geschichte der Kakaobohne

Heute wird Kakao in mehr als 30 Entwicklungsländern angebaut und weist eine Geschichte auf, die mehr als ereignisreich ist. Schon vor vielen Hundert Jahren nutzten die Menschen die Bohne der Kakaofrucht nicht nur, um daraus ein Getränk herzustellen, sondern auch als Zahlungsmittel.

Wo kommt die Bohne her?

Bereits in der Olmeken-Zivilisation begann die Geschichte der Kakaobohne und das ist bereits über 3.500 Jahre her. Das Wissen darüber, dass diese Zivilisation über die Kakaobohne hatte, ging an die Maya und Azteken über. Sie waren es, die diese „mächtige" Pflanze dann zu einem Getränk verarbeiteten, das sehr nährstoffhaltig war. Auf die aufbauende Wirkung von Kakao wird schon in vielen historischen Texten hingewiesen, besonders in Bezug auf die Muskelkraft sowie die Energie spendenden Eigenschaften.

Mit unserer heutigen Zubereitungsform des Kakaos hat die damalige allerdings fast gar nichts zu tun. Denn die Azteken mischten die Kakaobohnen, nachdem sie gemahlen und geröstet waren mit Wasser. Das Ganze rührten sie dann schaumig und gaben dem Getränk zudem noch Vanille und Pfeffer hinzu. Der Name, den dieses Getränk trug entspricht, seinem Geschmack „Xocoatl", was so viel bedeutet wie „bitteres Wasser". Allerdings durften dieses Getränk nur die Priester, Adeligen und Krieger zu sich nehmen, denn einer Sage nach, ist die Kakaobohne von dem gefiederten Gott des Windes selbst gebracht worden.

Wer sich der großen Bedeutung der Kakaobohne oder des Kakaos sowie seiner hohen Stellung bewusst werden will, der sollte sich vor Augen halten, dass die Azteken und Maya diese auch als Zahlungsmittel verwendeten. Von dieser Tatsache zeugen viele Hieroglyphentafeln.

Die Kakaobohne kommt nach Europa

Sicherlich könnte man jetzt denken, dass es der italienische Seefahrer Christoph Columbus war, der die Kakaobohne mit nach Europa brachte. Doch das ist falsch, denn als er unter spanischer Flagge im Jahre 1492 Amerika entdeckte, kam er mit dieser noch nicht in Berührung. Selbst auf seiner letzten Entdeckungsreise schenkte er dieser keine Beachtung, obwohl er es war, der 1502 das erste Mal die Kakaobohne sah. Es war letztendlich der spanische Konquistador Hernán Cortés, der im Jahr 1521 die Azteken besiegte und die Kakaobohne weiterhin als Zahlungsmittel gelten ließ. Zuerst sträubten sich die Eroberer den Kakao zu trinken, doch als Zuckerrohr dem Getränk hinzugefügt wurde, verfielen sie diesem exotischen Getränk. Der Kakao wurde dann im 17. Jahrhundert als spanisches Nationalgetränk gefeiert und von Spanien aus setzte er seinen Siegeszug fort über Frankreich, Italien und ganz Europa. Allerdings war dieses anregende Getränk auch in Europa zuerst nur dem europäischen Adel vorbehalten.

Der Kakao setzt sich in Europa durch

Erst zu Beginn des 19. Jahrhunderts konnte sich der Kakao auch als bürgerliches Getränk durchsetzen, denn technische Neuerungen machten es möglich, die Kakaobohne industriell zu verarbeiten. 1828 gelang es dem Niederländer Coenraad J. van Houten erstmalig, das Fett aus den Kakaobohnen mittels einer hydraulischen Presse zu pressen und mithilfe der Feinvermahlung Kakaopulver herzustellen.

1847 kam die erste Tafel Schokolade auf dem Markt, die das englische Unternehmen Fry & Sons produzierte. Allerdings hatte diese nichts mit unserer heutigen Vollmilch-Schokolade zu tun. Die erste Milchschokolade produzierte der Schweizer Daniel Peter, indem er der Kakaorohmasse Milchpulver hinzufügte. Der Prozess, der noch heute die Grundlage bildet, für qualitativ hochwertige und leckere Schokolade ist die bahnbrechende Erfindung des Schweizers Rodolphe Lindt. Der Schokoladen-Hersteller erfand die Conchier-Maschine, mit der die Rohmasse maschinell geknetet werden konnte, wodurch die Schokolade besonders zart wird.

Die Mayas und die Kakaobohne

Nicht nur als Getränk und Zahlungsmittel nutzten die Maya die Kakaobohne, sondern sie gaben ihren Verstorbenen Schokolade auch als Grabbeigabe mit, die ihnen als Nahrung dienen sollte. Die Maya haben ihre Schokolade vorzugsweise heiß getrunken.

Allerdings hält man heute die Maya-Kultur für die Erste, die wusste, wie Kakao anzubauen ist und wie man diesen verzehrt. Gefunden haben die Maya die Kakaopflanze in den tropischen Wäldern. Dort gruben sie diese aus und kultivierten sie in ihren Gärten. Allerdings ist bis heute unbekannt, zu welchem Zeitpunkt die Maya damit begannen, wobei die Blütezeit der Maya-Kultur zwischen dem zweiten und zehnten Jahrhundert nach Christi liegt. Später wurden Spuren gefunden sowie Gerätschaften, die beweisen, dass die Kakaobohne im gesamten Herrschaftsbereich der Maya vorhanden war. Der damalige Herrschaftsbereich der Maya liegt im heutigen Guatemala, Belize, Honduras und El Salvador, wo auch noch heute Kakao angebaut wird.

Die Verarbeitung der Kakaobohne

Um den „Kakao" zu erhalten, trennten die Maya die Samen aus der Kakaofrucht und unterzogen diese dann einer besonderen Behandlung. Zuerst „fermentierten" sie diese und trockneten sie dann in der

Sonne. Bei der „Fermentation" handelt es sich um einen chemischen Umwandlungsprozess, bei dem die Aromastoffe der Kakaobohnen freigesetzt werden. Dafür wurden die noch mit dem „Pulpa", dem Fruchtfleisch zusammenhängenden Bohnen für einige Tage in einem besonderen Behälter aufbewahrt. Erwähnenswert ist, dass bei der Fermentierung auch Alkohol entstehen kann – es ist möglich, dass die Maya den Kakao auch in Form von einer alkoholischen Flüssigkeit tranken.

Die getrockneten Bohnen wurden dann über dem Feuer geröstet, um die Schalen der Kakaobohnen zu entfernen. Zudem wurden sie dadurch auch wesentlich haltbarer und behielten lange ihren Geschmack. Auch heute werden die Kakaobohnen vom Prinzip her nicht anders verarbeitet als zu den Zeiten der Maya. Letztendlich rieben sie die Bohnen mit einem aus Stein hergestellten Werkzeug, das „Metate" genannt wird, klein. Vermischte man diesen Kakao mit Wasser, dann erhielt man eine starke und bittere Flüssigkeit, welche die Maya tranken. Die Maya verzehrten den Kakao ausschließlich flüssig und sie bereiteten in zu den unterschiedlichsten Anlässen zu. Dafür kannten sie auch die verschiedensten Rezepte, wobei sie beispielsweise den Kakao mit Maismehl mischten oder mit Pfefferschoten. Die Maya kannten keinen Zucker, und wenn sie etwas zum Süßen benötigten, dann verwendeten sie dazu Bienenhonig.

Nicht jedem war Kakao zugänglich

Die Speise der Götter, wie die Maya den Kakao nannten, war nicht für jeden zugänglich, sondern war abhängig von der sozialen Stellung. Auch gab es für die verschiedenen Anlässe die unterschiedlichsten Trinkgefäße, die zum Teil sehr kunstvoll und aufwendig hergestellt waren. An ihnen konnte man auch den indianischen Adel und den Reichtum erkennen. Ein wichtiger Bestandteil war der Kakao auch bei den Hochzeitsfeiern und den religiösen „Opferfesten". Bei diesen Zeremonien wurde der Kakao mit tierischen oder sogar mit menschlichem Blut vermischt.

Wie wird eine Kakaobohne zu einer Kakaobohne

Der Kakaobaum

Nur in den wärmsten Ländern bzw. Zonen der Erde - in den Äquatorialen Ländern – wächst der Kakaobaum. Er benötigt gleichmäßige Wärme und hohe Boden- und Luftfeuchtigkeit, um gut zu gedeihen. Besonders die afrikanischen Kakaobäume liefern eine reichhaltige Ernte ab und eben hier werden auch nur die ertragsreichen Konsumarten angebaut. Dahin gegen kommen die Edelkakaosorten – neben den Konsumsorten – vorwiegend aus Südamerika, speziell aus dessen nördlichem Teil, wie Indonesien und der Karibik.

Kakaobäume können bis zu 15 Meter hoch werden, wobei die Bäume, die auf den Plantagen wachsen gestutzt werden und nur noch eine Höhe von vier Metern aufweisen. An der Blattader können die Blätter bis zu 35 cm lang sein und die fünfzähligen Blüten, die Kauliflorie genannt werden, befinden sich direkt am Stamm. Die Frucht selbst ist circa 15 – 20 cm lang, hat eine ledrige Schale und ist von ihrer Farbe Gelb bis Rot und kann bis zu 500 g wiegen. Unter der Schale, die äußerst hart ist, befinden sich 30 – 60 weißliche Samen, die in fünf Reihen angeordnet sind. Diese sind von einem weißen, schleimigen und süßen

Fruchtfleisch umgeben, der Pulpa, dass durchaus schmackhaft ist. Aus der Pulpa wird in Brasilien frischer Saft hergestellt, der succo di cacao, der dort in den Restaurants angeboten wird. Dieser Saft ist vom Geschmack süß und hat einen leichten Kakaogeschmack. Aus den Samen wird dann die Kakaobohne, die nach einem mehrstufigen Umwandlungsprozess dann zur Kakaomasse, Kakaopulver oder Kakaobutter wird.

Die Ernte der Kakaofrucht

Wie bereits vor 500 Jahren werden auch noch heute die Kakaofrüchte mit Hilfe von langen Pflückmessern geerntet. Dabei müssen die „Pflücker" äußerst vorsichtig vorgehen, damit das Samenkissen, aus denen die Frucht hervorgeht nicht verletzt wird. Sollte das geschehen, wächst an dieser Stelle keine Frucht mehr. Die Frucht selbst wird mit einer Machete geöffnet. Anschließend werden das Fruchtfleisch sowie die Kakaobohnen (Samen) aus den Schalen geholt.

Die Fermentation

Nachdem die Früchte geerntet sind und das Fruchtfleisch sowie die Kakaobohnen aus der Schale heraus sind, folgt die Fermentierung. Dazu werden das Fruchtfleisch und die Bohnen beispielsweise auf Bananenblätter gelegt und dann durch weitere Blätter abgedeckt. Bei diesem Verfahren handelt es sich um die Haufenfermentation. Daneben wird teilweise auch noch die klassische Variante genutzt, wo das Fruchtfleisch und der Samen in Körbe und Fässer zur Fermentation kommen. Die Methode der Fermentation in großen Holzkisten ist am häufigsten verbreitet und wird von den großen Farmen und Anbau-Kooperativen genutzt.

Die Bohnen liegen dann für circa fünf bis sechs Tage zum trocknen aus, wobei die Dauer der Fermentation schwankt, denn diese ist abhängig von der Kakaosorte und beträgt zwei bis sieben Tage. In dieser Zeit kommt es zu einem Gärprozess während der Fermentierung und es entstehen Temperaturen von ungefähr 45 bis 50 Grad Celsius. Durch diese Temperaturen laufen ganz verschiedene chemische und biologische Prozesse ab, wobei sich das Fruchtfleisch am ersten Tag verflüssigt und dann schließlich verdampft, je höher die Temperatur steigt.

Nachdem die Bohnen einmal kurz aufgekeimt sind, sterben sie aufgrund der hohen Temperaturen sowie des hohen Säuregehalts ab. Dieser Prozess ist wichtig für die spätere Schokolade, die sonst nicht über ihren Geschmack verfügen würde.

Durch das Abtöten der Keimfähigkeit werden die Bohnen haltbar gemacht und durch das Absterben der Bohne, kommt es zu einer Zerstörung der Zellwände, die es möglich macht, dass sich der Zellsaft in der gesamten Bohne ausbreitet. Dadurch erhält die ehemalig weiß-gelbe Bohne auch ihre braune Färbung.

Die Kakaobohnen und ihre Trocknung

Die Kakaobohnen beinhalten nach der Fermentation bis zu 60 % Wasser. Damit sie gelagert werden können und für die weitere Verarbeitung geeignet sind, ist es notwendig, sie zu trocknen. Dazu werden die Kakaobohnen auf Tabletts oder Matten ausgebreitet. Sie bleiben dort für ein bis zwei Wochen liegen und sind der tropischen Sonne ausgesetzt. Während der Trocknungsphase verringert sich das Gewicht der Kakaobohnen um mehr als 50 % und der Wassergehalt reduziert sich auf rund 7 %. Dieser Vorgang verbessert die Haltbarkeit um einiges. Allerdings hat die Sonne nicht nur den Effekt die Bohnen zu trocknen, sondern durch die starke Sonneneinstrahlung entwickelt sich auch das Aroma der Bohnen weiter.

Der Transport und die Reinigung der Kakaobohnen

Die weitere Verarbeitung der Kakaobohnen findet in der Regel nicht im Anbauland statt, sondern in Nordamerika und Europa. Transportiert werden die Kakaobohnen in 60- bis 70-Kilogramm schweren Jutesäcken auf dem Seeweg.

Sind die Kakaobohnen in der Schokoladenfabrik angekommen, dann sind sie oftmals verunreinigt durch Fremdkörper, wie beispielsweise Sand, Holz, Steinen, Metall, Staub, Jutefasern und anderen Stoffen. Durch den Einsatz von Sieben, Magneten und Luftströmungen werden diese Fremdkörper entfernt.

Die thermische Vorbehandlung

Anschließend kommt es zu einer thermischen Vorbehandlung der Kakaobohnen, die dazu dient, Bakterien zu reduzieren und die Kakaokernbruchausbeute zu verbessern. Diese Vorbehandlung findet in den modernen Anlagen zur Kakaoverarbeitung entweder durch eine Infrarot-Behandlung oder durch Heißluft oder heißen Dampf statt.

Das Rösten der Bohnen

Die Rösttemperatur der Kakaobohnen liegt zwischen 100 und 140 Grad Celsius, wobei diese davon abhängig davon ist, welche Kakaosorte, welche Qualität (abhängig von der Bohnengröße) geröstet wir und von dem erwünschten Geschmack. Eine weitere Rolle spielt dabei, ob Kakaopulver oder Schokolade aus den Kakaobohnen hergestellt wird. Kakaobohnen, die später zur Herstellung von Kakaopulver dienen, werden in höheren Temperaturen geröstet, als die Bohnen, die für die spätere Schokoladenherstellung vorgesehen sind. Was die Röstzeit angeht, so ist diese abhängig von den Kakaobohnen, der Temperatur und der Rösttechnik, die zum Einsatz kommt. Bei hohen Temperaturen liegt die kürzeste Röstzeit bei 15 bis 20 Minuten. Im Gegensatz dazu liegt die längste Röstzeit bei niedrigeren Temperaturen bei über einer Stunde.

Während des Röstens wird den Kakaobohnen weiteres Wasser entzogen und auch dabei laufen wieder chemische Prozesse ab, welche unerlässlich sind für den Geschmack und das Aroma der Schokolade. Ebenso kann das Rösten nach dem Brechen und Schälen der Kakaobohnen stattfinden. Sind die Bohnen geröstet, ist es wichtig, dass diese sehr schnell abkühlen, denn nur so wird ein Überrösten verhindert.

Das Brechen und Schälen der Kakaobohnen

Sind die Bohnen geröstet erfolgt das Brechen und Schälen, wobei die Kakaobohnen mittels starker Walzen in kleine Stücke brechen. Durch einen starken Luftstrom werden dann die leichten Schalenteile weggeblasen und was übrig bleibt, ist der Kakaobruch.

Die Kakaobruchveredlung

Der Kakaobruch enthält Geschmacks- und Geruchsstoffe, die unerwünscht sind, wie Acetaldehyd, Aceton, i-Butanol, i-Propanol, Essigsäureethylester, i-

Pentanal, Methanol, Diacetyl und Essigsäuere. Durch das Conchieren kommt es am Ende dazu, dass auch diese Stoffe beseitigt werden. Aufgrund dessen, dass davon ausgegangen wird, dass diese unerwünschten Stoffe einfacher aus dem festen Kakaobruch zu entfernen sind, als aus der späteren Kakaomasse (dann sind diese Stoffe durch die Kakaobutter eingeschlossen), ist man dazu übergegangen, bereits den Kakaobruch zu veredeln. Durch diesen Vorgang kann die Zeit, die für das energieaufwendige Conchieren benötigt wird, verkürzt werden. Mit Hilfe eines speziellen Druckreaktors erfolgt die Veredlung. Soll aus dem Kakaobruch später Kakaopulver entstehen, dann wird dem Kakaobruchkern während der Veredlung eine Alkalilösung hinzugefügt. Für die spätere Herstellung von Schokolade werden Zucker, Malz, Salz und weitere Stoffe der Lösung beigemischt.

Anschließend erfolgt das Mahlen, bei dem die Kakaobutter freigelegt und der Kakaobruch verflüssigt wird. Ist das Geschehen, dann gehen die verarbeitete „Kakaobohne" und der Bruch getrennte Wege, um entweder zum Kakaopulver oder zur Schokolade verarbeitet zu werden.

Die großen Sorten

Der Botaniker Carl von Linne hat dem Kakaobaum seinen Namen „Theobroma" gegeben, was übersetzt soviel heißt wie „Die Speise der Götter". War der

Kakao ursprünglich nur im Gebiet des Amazonas verbreitet, so haben sich die Anbaugebiete in der Zwischenzeit nach Afrika verlagert. Ein Kakaobaum benötigt ein ausreichend feuchtes und warmes Klima.

Allerdings hat der Theobroma viele Gesichter und genau so vielfältig fällt auch das Aroma der einzelnen Sorten aus. Der Kakao wird grob in drei unterschiedliche Sorten aufgeteilt:

- **Die Edelkakao-Sorten: Criollo und Trintario**

- **Dem Konsumkakao: Forastero**

- **Dem Trinitario.**

Aufgrund dessen, dass jahrhundertelang Kreuzungen vorgenommen wurden, entstanden Tausende unterschiedliche Sorten, die heute nur noch sehr schwer in die verschiedenen Richtungen einsortiert werden können. Die Sorte Forastero ist die vorherrschende Sorte und wird zu über 80 % weltweit angebaut. Da diese Sorte recht widerstandsfähig ist gegen die verschiedensten Krankheiten, wird sie bevorzugt, im Gegensatz zu den Edelkakao-Sorten, auch wenn sie vom Geschmack her bei weiten nicht so gut ist. Die Sorte Criollos ist wesentlich schwerer anzubauen, wobei sie vom Geschmack wesentlich besser ist. Allerdings macht sie nur einen kleinen Teil des weltweiten Anbaus aus. Zusammen mit dem Trinitario, bei dem es sich um eine Kreuzung aus Forastero und

Criollo handelt, wird Criollo für die Herstellung von Edelschokoladensorten genutzt.

Es ist schwierig die einzelnen Sorten zu unterscheiden, denn die Früchte von ein und derselben Sorte können stark in ihrem Aussehen variieren. Hinzu kommt, dass auf den Plantagen die unterschiedlichen Sorten und Kreuzungen nebeneinander angebaut werden. Besonders auf den Plantagen, auf denen Criollo angebaut wird, kann man häufig einen wachsenden Forastero-Einschlag erkennen. Inzwischen haben die wirtschaftlichen Institute, die sich mit der Erforschung und dem Erhalt des Kakaos beschäftigen, Tausende verschiedene Sorten klassifiziert.

Die Mischung der verschiedenen Sorten hat zur Folge, dass die Kakaobohnen zumeist nicht unter ihrer Sortenbezeichnung in den Handel gelangen, sondern nur mit ihrem Herkunftsland versehen werden. In den vergangenen Zeiten war das oft der Name des Hafens, in dem der Kakao verschifft wurde und so entstanden Sorten mit der Bezeichnung Tumaco-Kakao, Accra-Kakao und Sanchez-Kakao. Heute werden eher die Namen der größeren Regionen genutzt oder der Name des Landes um den Kakao zu bezeichnen. Unter den Anbauländern befinden sich auch Länder, die als Edelkakao-Anbauländer bezeichnet werden, wie beispielsweise Kolumbien, Ecuador, Indonesien, Peru, Madagaskar oder Venezuela.

Es ist zudem möglich, die verschiedenen Sorten nach ihrem Aussehen zu unterscheiden, auch wenn durch die vielen Kreuzungen die Grenzen der einzelnen Sorten recht verschwommen sind. Bereits im 18. und 19. Jahrhundert, während der Kolonialzeit, wurde der Kakao in vier verschiedene Erscheinungsbilder unterteilt.

Amelonado

Hierbei handelt es sich um die typische Form des Forastero. Die Früchte können mit einer länglichen Melone verglichen werden und verfügen über einen leichten Flaschenhals. Die Schale ist dick, meist glatt und selten mit einigen Warzen versehen. Zudem verfügen die Früchte über flache Rillen und eine abgerundete Spitze.

Angoleta

Diese Früchte sind lang und gerillt. Sie verfügen über fast keine Verjüngung nach oben im Gegensatz zu den Früchten der Amelonado-Sorte. Dafür haben sie eine eher ausgeprägte gerade Spitze und ihre Oberfläche ist kaum warzig und gefurcht, wie die der Sorte Cunedamor.

Cundeamor

Die Früchte der Cundeamor Sorte sind stark gefurcht

und mit Warzen versehen. Sie verfügen über einen sehr ausgeprägten Flaschenhals sowie einer starken oft gekrümmten Spitze.

Calabacillo

Diese Sorte ist im Vergleich zu den anderen drei eher klein und verfügt über eine recht glatte und nur leicht gerillte Schale. Zudem hat sie keine ausgeprägte Spitze oder einen Flaschenhals.

Die vier Grund-Kakaosorten

Aufgrund der vielen Züchtungen und natürlichen Vermischungen existieren Tausende von verschiedenen Kakaosorten, wobei diese höchstwahrscheinlich alle auf die beiden Variationen Criollo und Forastero zurückzuführen sind.

Der Criollo

Der ursprüngliche Criollo ist sehr selten. Die heutigen Sorten sind eher verwandt mit dem Trinitario, wobei der Criollo der beste Edel-Kakao weltweit ist. Diese Sorte hat einen kaum bitteren oder einen säuerlichen Geschmack. Neben seinem milden Kakaogeschmack überzeugt diese Sorte mit recht ausgeprägten Nebenaromen. Die Untersorten des Criollo sind beispielsweise Porcelano, Guasare und Pentagona.

Forastero – eine Kakaosorte, die nach Venezuela eingeführt wurde

Ursprünglich stammt diese Sorte aus den Urwäldern des Amazonas-Gebietes. Zumeist verfügt der Forastero über einen kräftigen und intensiven Kakaogeschmack. Der Kakao besitzt kaum Aroma und kann auch teilweise über einen säuerlichen oder bitteren Geschmack aufweisen. Der Forastero kommt zumeist als Konsum-Kakao zur Anwendung. Eine seiner Untersorten ist der Bahia.

Eine Kakaosorte aus Ecuador: Nacional

Im eigentlichen Sinne zählt diese Sorte zum Forestano, aber aufgrund dessen, dass der Nacional über ein sehr ausgeprägtes Aroma verfügt und gute geschmackliche Eigenschaften mit sich bringt, zählt er zu den Edel-Kakaos. Die Untersorte Arriba beispielsweise weist einen charakteristischen blumigen Geschmack auf.

Trinitatrio: eine natürliche Kreuzung aus Forastero und Criollo

Ursprünglich stammt diese Sorte aus Trinidad und verfügt über einen kräftigen Geschmack. Diese Sorte hat über 300 verschiedene Untersorten zu denen auch der Carupano und der Grenada zählen.

Die Qualität des Kakaos

Wie bereits erwähnt wird Kakao in zwei Klassen unterteilt, den Konsum-Kakao (Ordinary oder Bulk Beans) und den Edelkakao, der auch als „Fine Flavour Beans" bezeichnet wird. Allerdings ist die Qualität des Kakaos nicht nur von seiner Sorte abhängig. Sondern die Qualität hängt auch davon ab, dass nur reife Früchte geerntet wurden und die Fermentierung richtig durchgeführt wurde. Denn selbst die beste Kakaosorte kann keine gute Schokolade ergeben, wenn die Verarbeitung schlecht ist.

Die chemischen Eigenschaften der Kakaobohne

Aus den Kakaobohnen wird Schokolade hergestellt, doch in den rohen, ungerösteten Kakaobohnen finden sich eine Vielzahl von Inhaltsstoffen und Faktoren, die man auf jeden Fall einmal näher betrachten sollte. Das können neben den antioxidantischen Eigenschaften auch die Mineralstoffe sein, welche in den Bohnen ebenfalls reichlich enthalten sind. Doch auch der gesamte gesundheitliche und der seelische Nutzen sind bemerkenswert, dass die kleinen Bohnen wie Energiekraftwerke zu betrachten sind.

Bei rohem Kakao handelt es sich im wahrsten Sinne des Wortes um ein „Wunder" Nahrungsmittel, dass die Natur uns liefert. Wobei hier betont werden muss, dass das nur in der rohen Form so ist. Der Röst- und Verarbeitungsprozess der Kakaobohnen zerstört nämlich eine Vielzahl der folgenden Inhaltsstoffe oft komplett.

Über folgende Zusammensetzung verfügen die fermentierten, luftgetrockneten Kakaobohnen:

54,0 % Fette (Kakaobutter)

11,5 % Proteine (Eiweiße)

9.0 % Zellulose

7.5 % Stärke und Pentosane

6.0 % Gerbstoffe und farbgebende Bestandteile

5.0 % Wasser

2,5 % Mineralstoffe und Salze

2.0 % organische Säuren und Geschmacksstoffe

1,2 % Theobromin

1,0 % verschiedene Zucker

0,2 % Koffein

Magnesium:

Auf der ganzen Welt ist roher Kakao von allen Nahrungsmitteln die beste Quelle für Magnesium. Bei Magnesium handelt es sich um einen wichtigen alkalischen Mineralstoff, der wichtig ist für unsere

Knochen, das Herz, das Gehirn und der auch hilfreich ist bei Verstopfung. Durch Magnesium wird die Gehirnchemie ausbalanciert und es hilft dabei, dass wir uns „gut und glücklich" fühlen. Bei Magnesium handelt es sich um einen der am meist benötigten Mineralstoffe der Erdbevölkerung. Somit ist die Kakaobohne ein gutes Hilfsmittel, den Magnesiumhaushalt auszubalancieren.

Chrom:

Bei Chrom handelt es sich um ein wichtiges Spurenmineral, das dabei behilflich ist, den Blutzuckerspiegel zu regulieren. Besonders diejenigen, die sich jahrelang kohleydrathaltig ernährt haben, ist Chrom eher eine Mangelware im Körper.

Eisen:

Roher Kakao ist die höchste pflanzliche Eisenquelle weltweit. Eine rohe Kakaobohne enthält 7,3 mg Eisen pro 100 g. Im Vergleich dazu enthalten Rind- und Lammfleisch pro 100 g 2,5 mg und Spinat 3,6 mg. Damit die maximale Wirkung ausgeschöpft werden kann, sollte roher Kakao in Kombination mit anderen Lebensmitteln verzehrt werden, die Vitamin-C-haltig sind. Dazu eignen sich hervorragend Orangen, Kiwis, Paprika oder die Camu Camu Beere. Die Kakaobohnen enthalten organisch gebundenes Eisen, das leicht für den Körper assimilierbar ist. Bei Eisen

handelt es sich um ein kritisches und schwer ver-
fügbares Mineral im Bezug auf die
Durchschnittsernährung. Eben dass macht die Kakaobohnen nicht nur für Vegetarier so interessant. In
30 g Kakaobohnen sind mehr als 314 % des Eisenbe-
darfs, den ein Mensch täglich benötigt, enthalten.

Kupfer:

Dieser Mineralstoff benötigt der Körper für die
Blutbildung.

Vitamin C:

Die Kakaobohne oder der rohe Kakao beinhaltet eine
sehr große Menge an Vitamin C.

Anandamide:

Die auch als Glückshormon bezeichneten Anandamide sind eine Endorphinart, die normalerweise
vom Körper nach einer intensiven körperlichen
Tätigkeit zur Verfügung gestellt werden. Diese Anandamide kann man nur in einer einzigen Pflanze auf
der Welt finden: in der Kakaobohne bzw. im rohen
Kakao. Anandamit heißt soviel wie Glückshormon,
denn wenn es vom Körper hergestellt wird, dann fühlen wir uns gut. Zudem beinhaltet die Kakaobohne
auch andere Stoffe, welche den Abbau dieser „Glück-
shormone" verhindern. Das bedeutet, dass dieser

Stoff länger im Blut zirkuliert und das Resultat davon, wir fühlen uns länger wohl.

Zink:

Zink ist ein essentielles Spurenelement, das eine wichtige Rolle im menschlichen Körper spielt für das Immunsystem, die Leber, die Haut und die Bauchspeicheldrüse. Zudem ist Zink auch beteiligt an der Aktivierung von Tausenden Enzymreaktionen des Körpers.

Das Geheimnis der rohen Schokolade

Es existieren viele Bücher über Superfoods und Top-Superfoods und alle sprechen über das Geheimnis der rohen Schokolade bzw. der Kakaobohnen.

Wie bereits erwähnt ist Kakao einer der hochwertigsten und vitalstoffreichsten sowie komplexesten Nahrungsmittel, die dem Menschen zur Verfügung stehen. Die Kakaobohnen sind die Nummer eins, wenn es darum geht, dem Körper Magnesium, Eisen und Chromium zuzuführen. Auch wirkt sich der rohe Kakao positiv auf das Blut sowie den Knochenbau aus, er reguliert das Wachstum der Zellen und verfügt über eine positive stimmungsaufhellende Wirkung, doch dazu später mehr.

Allerdings kann die Kakaobohne ihre volle Wirkung nur in roher Form entfalten, was bedeutet, dass sie nicht über 42 Grad Celsius erhitzt werden darf. Genau das ist bei den marktüblichen Verarbeitungsprozessen allerdings der Fall, denn hier werden die Kakaobohnen auf über 130 Grad Celsius erhitzt. Zudem wird die positive und heilende Wirkung der Kakaobohnen durch Milch und Zucker zerstört, die ihnen hinzugefügt werden. Studien haben bereits bewiesen, dass durch die Milch die Aufnahme der wertvollen Antioxidantien blockiert wird und dabei verfügen die Kakaobohnen über mehr Antioxidantien als kein anderes Lebensmittel auf der Welt. (Siehe dazu Antioxidantien und die Kakaobohne). Daher sollte Kakao am besten roh verzehrt werden, das heißt ohne Zusatz von Zucker oder Milch.

Hilfreich bei Karies und als Appetitzügler

Wohl kaum einer weiß, dass die Kakaobohnen bzw. die rohe Schokolade den Appetit zügelt. Zudem wird auch das Wachstum der säureproduzierenden Kariesbakterien durch die sekundären Pflanzenstoffe (Phenole) behindert und ebenso unterbinden diese die Bildung von Plaques am Zahn.

Antioxidantien und die Kakaobohne

Eine Studie des „Hershey Center of Health and Nutrition" in Hershey/Pennsylvania/USA bestätigt, dass Schokolade viel besser ist als ihr Ruf. Ein Vergleich zeigte, dass vor allem in der dunklen Schokolade mehr Antioxidantien vorhanden sind, als in so mancher Frucht oder in diversen Fruchtsäften. Das war Grund genug für die Forscher, ihre Studie mit der Überschrift „Kakaosamen sind eine Superfrucht" zu versehen.

Dunkle Schokolade, Kakaopulver und auch heiße Schokolade wurden von den Forschern ganz genau unter die Lupe genommen um sie mit den Werten von Fruchtsäften, die beispielsweise aus Heidelbeeren, Granatapfel oder Moosbeeren hergestellt sind, zu vergleichen. Dabei wurden die genauen anti-oxidantischen Kapazitäten sowie den Polyphenol- und Flavanol-Gehalt genau ermittelt. Bei den Polyphenolen handelt es sich um wirksame Antioxidantien und sie zerstören die gefährlichen Sauerstoffradikale.

Doch sollte das Pferd nicht von hinten aufgezäumt werden, daher beginnen wir von vorn!

Die freien Radikale und die Radikalfänger

Bevor wir uns weiter mit den Antioxidantien im Kakao beschäftigen, sollte geklärt werden, wofür sie „gut" sind und was sie in unserem Körper bewirken. Daher wollen wir zuerst auf die freien Radikale und die Radikalfänger eingehen. Bereits seit langer Zeit verwendet die Presse diese Begriffe, und das in der Regel ohne diese genauer zu erklären.

Die freien Radikale

Der Körper erlebt ständig eine Oxidation, sei es, wenn wir essen, schlafen, atmen oder uns bewegen. Eine Oxidation ist genau dass, was beispielsweise mit dem Auto passiert, wenn es beginnt, zu rosten oder, wenn Äpfel oder Bananen an der Luft beginnen, braun zu werden. Eben genau das passiert auch mit unserem Körper mit der Zeit und die Verursacher dafür sind eben die freien Radikale, die der Körper bildet, wenn wir mit Sauerstoff in Kontakt kommen.

Im Prinzip geschieht das also völlig automatisch. Diese freien Radikale sind entweder vom Körper selbst gebildet oder kommen von außen, also aus der Umwelt, wobei Letztere die sogenannten „Immigranten" sind, die aufgrund der steigenden Umweltverschmutzung immer mehr zunehmen.

Um das Vorgehen der Radikalen besser zu verstehen, muss erwähnt werden, dass es sich bei ihnen um hochaggressive, instabile Moleküle handelt. Diesen Molekülen fehlt ein Elektron und die freien Radikale sind stetig auf der Suche nach passendem Ersatz. Wenn sie fündig werden, dann machen sie eben kurzen Prozess und nehmen sich eben genau dieses und das in ganz radikaler Art und Weise. Die freien Radikale sind daher so schädlich, weil sie die freien Elektronen aus den gesunden Körperzellen herausnehmen, was zur Folge hat, dass diese instabil werden und somit gezwungen sind, ebenfalls Elektronen zu stehlen usw. Dieser Elektronenaustausch wird auch als „oxidativer Stress" der Zellwände bezeichnet, der das umliegende Gewebe und sogar im schlimmsten Fall das Erbgut der Zellen beeinträchtigen kann.

Hinweis:

Eben dieser Prozess wird von den Ärzten unter anderem dafür verantwortlich gemacht für die Entstehung von Krebserkrankungen sowie für über 200 andere degenerative Krankheitsprozesse.

Der Gegenspieler: Die Antioxidantien

Es ist möglich, mithilfe der Antioxidantien die Anzahl der freien Radikale erheblich zu reduzieren. Bei Antioxidantien handelt es sich um Moleküle, die in der Lage sind, die im Alltag angesammelten freien Radikale zu absorbieren und somit die Schädigung der Zellen zu verhindern. Dafür geben die Antioxidantien freiwillig Elektronen ab an die freien Radikale, die aufgrund dessen neutralisiert werden, denn sie sind nicht länger gezwungen, Elektronen von den gesunden Zellen zu stehlen. Die Folge: Zellschädigungen werden verhindert.

Die wichtigsten Antioxidantien sind: Flavonoide, Carotinoide, Coenzym Q10, Selen, Vitamin E und Vitamin C. Kakao hat den höchsten Wert überhaupt an Antioxidantien von allen Nahrungsmitteln weltweit.

Roher Kakao und die Antioxidantien

Der rohe Kakao bzw. die Kakaobohnen enthalten die lebenswichtigen und gesundheitserhaltenden Antioxidantien. Zum Vergleich: Blaubeeren enthalten 32 Antioxidantien, wilde Blaubeeren 61 und im Gegensatz dazu der rohe Kakao 621 Antioxidantien!

Antioxidantien sind wichtig für unseren Körper, denn sie schützen ihn nicht nur vor den freien Radikalen, sondern sie fördern auch das Herz-Kreislauf-System, erweitern die Blutgefäße, womit sich die Durchblutung verbessert, regulieren den Herzschlag und den Blutdruck. Doch auch den unerwünschten LDL-Cholesterinspiegel senken sie und somit schützen sie uns vor der Entstehung einer Arterienverkalkung. Das hat zur Folge, dass das Risiko auf Herzinfarkt und Schlaganfall reduziert wird. Letztendlich schützen sie auch unseren Körper bzw. unsere Körperzellen vor einer frühzeitigen Alterung und verhindern die Entstehung bestimmter Krebsarten neben der Bekämpfung der freien Radikale.

Anti-Aging mit der Kakaobohne

Viele träumen den Traum der ewigen Jugend zumindest äußerlich und mit Anti-Aging-Food kann für eine reine und schöne Haut gesorgt werden. Was die Anti-Aging-Produkte angeht, also die jung haltenden Pflegeprodukte, so haben diese ständig Hochsaison und auch die Anzahl der Schönheitsoperationen nimmt immer mehr zu. Doch was viele nicht wissen, allein durch die Ernährung können sie vieles steuern und somit viel Geld sparen durch das sogenannte Anti-Aging-Food.

Wussten Sie, dass Schokolade jung hält

Bei dem Kampf gegen die Falten ist Schokolade ein absoluter Geheimtipp und das bereits in kleinen Mengen und somit mit wenig Kalorien verbunden. Jetzt hat die Wissenschaft einen Weg gefunden, wie der Anti-Aging-Effekt um einiges erhöht werden kann.

Sicherlich ist das jetzt eine gute Nachricht für alle Schokoladen-Fans, die figurbewusst denken: Schokolade schmeckt nicht nur sehr gut, sondern sie hält auch jung und das schon in kleinsten Mengen. Die Forscher der Universität in Cambridge veröffentlichten eine Studie im Mai 2012, bei der sie die positive Wirkung des Kakaos um das 20fache steigerten.

Der Studienleiter Dr. Ivan Petyaev und sein Team von Wissenschaftlern haben einen Inhaltsstoff entwickelt, der den Namen Coco-Lycosom trägt. Diesen Inhaltsstoff fügten sie der Schokolade hinzu und erhöhten damit die Aufnahmefähigkeit der Flavonoide, die in der Schokolade enthalten sind. Bereits frühere Studien haben bewiesen, dass durch die Flavonoide die Sauerstoffzufuhr der Haut erhöht wird und sich somit der Alterungsprozess verlangsamen kann.

Bereits ein kleines Stück dieser veränderten Schokolade pro Tag soll den gleichen Effekt aufweisen, wie zwei herkömmliche Tafeln Milchschokolade. Bei dieser „veränderten" Schokolade ist weder der Geschmack verändert, noch bestehen gesundheitliche Risiken durch die Manipulation.

Kakaobohne, das natürliche Antidepressiva

Kakao verwöhnt den Gaumen, das ist kein Geheimnis und zudem belebt er das Herz und das Gehirn. Wer einmal einen Blick auf das Kleingedruckte wirft, der kann erkennen, dass ab einem Kakao-Anteil von 70% die Schokolade gewisse magische Energien entwickelt. Besonders die Naschkatzen wollen nur zu gern daran glauben, dass Schokolade die depressive Stimmung vertreibt. So wird einmal ein Stückchen hier genascht, damit der Stress besser zu ertragen ist und ein Riegel dort, damit sich die Stimmung wieder hebt.

Ein Computermodell von einem Wissenschaftler aus Jena belegt, dass Schokolade tatsächlich glücklich macht. Dafür ist eine Aminosäure verantwortlich, die im Kakao enthalten ist. Diese sorgt dafür, dass Serotonin im Körper gebildet wird. Doch Schokolade ist nicht nur stimmungsaufhellend, sondern sie hat auch einen positiven Effekt auf den Blutdruck. Die Forscher arbeiten nach wie vor daran, die Wirkung von Schokolade wissenschaftlich erklären zu können.

Ein wahres Feuerwerk im Körper

Sieht man sich die Inhaltsstoffe der Schokolade einmal genauer an, dann fällt auf, dass sie nicht nur unterschiedlich hohe Kakao-Anteile aufweist, sondern auch Kohlenhydrate in Form von Zucker und Fetten. Bei so mancher Naschkatze und so manchen „Schokoholic" hat diese sehr energiereiche Kombo des öfteren für unerwünschte Hüftpölsterchen gesorgt. Pro Jahr essen die deutschen laut Statistik durchschnittlich 10 kg Schokolade. Besonders zu Festlichkeiten wie Ostern oder Weihnachten erfreut sich die Schokolade in ihrer Vielfalt großer Beliebtheit.

Der Effekt von Schokolade auf unser Gehirn hat Professor Sven Hesse von der Universität Leipzig untersucht und kam dabei zu dem Ergebnis, dass Schokolade sowie Zucker im Gehirn eine Art „Lichtorgie" auslösen. Diese wirkt besonders in der dunklen Jahreszeit als eine Art Tageslicht-Ersatz. Der Nuklearmediziner konnte anhand von Aufnahmen, die er vom Gehirn machte, beobachten, wie sich im Kopf ein wahres Feuerwerk abspielte, dass letztendlich eine stimmungsaufhellende Wirkung besitzt.

Die Aminosäure fördert die Serotonin-Ausschüttung

Eine andere Studie, die von Professor Stefan Schuster von der Universität Jena und seinem Team durchgeführt wurde, ergab, dass die Glücksgefühle die bei dem Verzehr von Schokolade entstehen, auf der Aminosäure Tryptophan basiert. Diese ist verantwortlich für die Bildung von Serotonin, welches sich im

Gehirn positiv auf die Stimmung auswirkt. Die Aminosäure Tryptophan kann von unserem Körper nicht selbst gebildet werden und muss daher über die Nahrung dem Körper zugeführt werden. Tryptophan ist auch in Bananen, Sojaprodukten, Fisch, Eiern, Milchprodukten und Geflügel enthalten.

Allerdings wirkt Schokolade nicht nur stimmungsaufhellend, sondern ihre Inhaltsstoffe verfügen über viele weitere Effekte. Das Theobromin, das in der Kakaobohne enthalten ist, wirkt anregend. Die in der Schokolade enthaltene Menge ist für den Menschen ungefährlich, sie ist allerdings für Hunde und Katzen sehr gefährlich und kann ihnen sogar den Tod bringen.

Daher warnen Tierärzte immer wieder davon, Hunde und Katzen mit Schokolade zu verwöhnen und zu belohnen.

Schokolade ist Genuss pur

Doch ganz abgesehen von der Wissenschaft, wir wissen, dass der Genuss einer Tafel Schokolade höchste Verzückung in uns auslöst und auch manchmal Enttäuschung. Nur in den seltensten Fällen kommt es zum Gefühl der Selbstvergessenheit. Das ist der Zeitpunkt, wo wir die Augen schließen und vielleicht einen tiefen Seufzer ausstoßen und für eine kurze Zeit dann Raum und Zeit keine Rolle mehr spielen. Alles ist gut! Das hängt alles zusammen mit den nahezu 500 Substanzen, die in der Schokolade enthalten sind und davon sind bisher lediglich 200 identifiziert worden.

Zergeht die Schokolade auf der Zunge, dann weiß der Organismus: Jetzt kommt etwas Besonderes auf mich zu! Neben der Aminosäure Tryptophan enthält die Schokolade auch einen weiteren Stoff, Phenyltylamin. Diesen setzt der Körper beim Verlieben frei und somit gaukelt jedes Stückchen Schokolade ein klein bisschen Verliebt sein vor.

Was bedeutet das im Ganzen?

Fazit ist, dass Schokolade Stoffe enthält, die je nach der Dosis ein Glücksgefühl auslösen können. Doch da gibt es einen Haken, Schokolade oder die Kakaobohne ist kein Antidepressiva oder kann als solches eingesetzt werden, denn die Dosis der Inhaltsstoffe ist dafür zu gering. Zwar ist wie bereits beschrieben der Wirkstoff Tryptophan ein Eiweißbaustein in der Schokolade enthalten und wird dieser abgebaut, dann entsteht das Hormon Serotonin, dass auch unter der Bezeichnung Glückshormon bekannt ist.

Neben dem Wirkstoff Tryptophan enthält Schokolade auch das Rauschmittel Anandamid, das Hormon Phentylamin und die Stimulanzien Theobromin und Koffein. Allerdings reichen ihre Konzentrationen nicht aus, damit ein Glückskick erzeugt wird. Aber dennoch ist es möglich durch den Verzehr von Schokolade Glück zu empfinden, sofern sie schmeckt. Denn allein der Geschmack der Schokolade löst ein Glücksgefühl aus, das bei manchen Kindheitserinnerungen hervorruft oder ganz einfach die Stimmung hebt.

Welche Schokolade macht mehr „glücklich"?

Nur kurzfristig glücklich mit Milchschokolade:

Bei einem guten und vor allem süßen Geschmack schüttet das Gehirn Dopamin aus und dieses löst ein Wohlgefühl aus. Das bewegt den Menschen dazu, viel mehr zu essen, als er überhaupt benötigt. Aufgrund dessen das die Wirkung von Dopamin rasch nach lässt folgt dem Hochgefühl schnell eine Niedergeschlagenheit. Der Grund dafür, der Hunger ist nicht gestillt, doch das Gewicht steigt an.

Bitterschokolade – aber bitte nur über 70% Kakao-Anteil:

Bitterschokolade mit einem Kakao-Anteil von über 70% macht nachweislich glücklich, wobei das nicht ganz richtig ist, denn es ist nicht die Schokolade, die uns glücklich macht, sondern die Stoffe, die darin enthalten sind. Verantwortlich für die stimmungsaufhellende Wirkung sind die Stoffe Theobromin, Tryptophan, Phenylethylamin und Anandamind. Besonders das Tryptophan wirkt, ähnlich wie ein natürliches Antidepressivum, denn es ist, wie bereits erwähnt für die Herstellung von Serotonin zuständig. Fazit, dunkle Schokolade, die über einen hohen Kakao-Anteil verfügt, kann unsere Stimmung sowie unser Wohlbefinden verbessern.

Eine Studie von finnischen Wissenschaftlern kam zu dem Ergebnis, dass ältere Menschen, die regelmäßig Bitterschokolade verzehren, wesentlich optimistischer sind und sich zudem auch viel wohler fühlen. Doch es macht die Menge! Denn wer sehr viel Schokolade verzehrt, der erhält keine bessere Wirkung, sondern es geht im womöglich schlechter.

Die aphrodisierende Wirkung der Kakaobohne

Schokolade wird gern verschenkt und traditionell ist sie ein Geschenk der Liebe und wird als äußerst romantische Aufmerksamkeit angesehen. Doch die Frage ist, ob Schokolade tatsächlich ein Aphrodisiakum ist. Es ist durchaus wahr, dass Schokolade das sogenannte Henylethylamin beinhaltet, welches als Muntermacher gilt und den Puls sowie Blutdruck und Blutzuckerspiegel erhöht – allerdings nur in hoher Dosis. Schokolade enthält diesen Wirkstoff nur in geringer Konzentration und somit ist anzuzweifeln, ob es wirkt. Allerdings gehen die Forscher davon aus, dass die mögliche aphrodisierende Wirkung auf der Tatsache beruht, dass die Lust am Genuss der Schokolade, Fantasien freisetzt, welche dann wiederum über eine aphrodisierende Wirkung verfügen. Gehen wir einmal in der Zeit zurück zu dem Zeitpunkt, als die Kakaobohne zum ersten Mal verarbeitet wurde.

Schokolade und Sex: die Kakaobohne – ein Rauschmittel?

Vermutlich wurde die Kakaobohne bereits 1500 Jahre vor Christi genutzt. Zum ersten Mal haben die Mayas und die Azteken die Kakaobohne zu einem Genussmittel verarbeitet und dabei fanden Sie auch heraus, dass die Kakaobohne über einen berauschenden

Effekt verfügt. Bei dem Konsum der Bohnen setzt sich ein Glückshormon frei, und sofern der Verzehr übermäßig erfolgt, setzt ein berauschender Effekt ein. Eben das haben sich die Götzendiener zunutze gemacht und stellten aus den Kakaobohnen berauschende Getränke her. Diese kamen bei ihren Ritualen und Zeremonien zum Einsatz, um die Stimmung zu heben.

Diesen Trank haben die Menschen erhalten, die für die Götter als Opfer dienten und es kam sogar durch die Götzendiener zur „Erfindung" des Kakao-Gottes. Dieser soll laut ihrer Behauptungen den Kakaobaum erschaffen haben.

Die Maya und Azteken waren es, die den Kakaobaum auch wirtschaftlich nutzten und ganze Plantagen anlegten. Die Getränke, die sie herstellten, aus den Kakaobohnen, dienten dazu, bei den Feierlichkeiten und Opfer-Ritualen das Volk in einen Vollrausch zu versetzen und es in diesem zu halten. Die Götzendiener beteten in diesem Zustand ihre imaginären Götter an. Das Volk hingegen verfiel in diesem Rausch seinen Sex-Praktiken. Die Maya und auch die Azteken waren ein sehr ausschweifendes Volk und die Götzendiener hielten von dem Wort „Moral" nicht viel. Wilde Sex-Orgien, Homosexualität, Masturbation und auch ständiger Partnerwechsel gehörten bei ihnen zum Alltag.

Diese Praktiken, und vieles mehr, wurde durch die berauschende Kakaobohne noch verstärkt.

Studien belegen: Kakaohaltige Lebensmittel steigern die Sexlust

Studien belegen, dass die Sexlust durch den Konsum von kakaohaltigen Lebensmitteln enorm gesteigert wird. Dafür ist der Stoff Phenetyulamin verantwortlich, der in der Kakaobohne enthalten ist und genau dieser führt dazu, dass der Mensch eine gesteigerte Lust sowie Glücksempfindungen verspürt. Schon lange planen Konzerne eine Schokoladensorte auf den Markt zu bringen, die mit besonders viel Phenethylamin versehen ist. Diese soll dann beim Verzehr einen Orgasmus herbeirufen.

Die Kakaobohne spielt eine sehr wichtige Rolle auf dem Weltmarkt. Das belegen allein die Zahlen: Jährlich werden Billionen umgesetzt mit den Kakaobohnen und das Interesse der Weltwirtschaft liegt darin, dass sich die Menschen von ihren niederen sexuellen Trieben leiten lassen, und arbeitet daher nach dem Prinzip „Sex Sells".

Wie gesund ist Kakao?

Zahlreiche Studien belegen, dass Kakao förderlich ist für die Gesundheit, wobei die Sachlage nicht eindeutig ist. Kakao galt bei den Maya und Azteken als besonders wertvoll und dort dienten die Kakaobohnen sogar als Zahlungsmittel. Heute ist Kakao ein Massenprodukt, dass vor allem als Bestandteil in der Schokolade sehr geschätzt wird.

Dank Kakao verbesserte Blutwerte

Forscher auf der ganzen Welt beschäftigen sich noch immer mit der Frage, wie wertvoll die Kakaobohne tatsächlich ist. Der Wissenschaftler Dr. Brian Buijsse von dem Deutschen Institut für Ernährungsforschung in Potsdam stellte im Verlauf einer Studie, die er 2006 durchführte, fest, dass die Männer die regelmäßig Kakao zu sich nahmen, über einen niedrigen Blutdruck verfügten und ein geringeres Risiko hatten, an einer Herz-Kreislauf-Erkrankung zu versterben. Ähnliche Ergebnisse lieferte eine Studie im Jahr 2010, die mit circa 20.000 Teilnehmern durchgeführt wurde. Für diese Studie ließ Buijsse die Probanden keinen Kakao verzehren, sondern Schokolade. Die eifrigen Schokoladen-Nascher verfügten nicht nur über bessere Blutwerte, sondern sie erlitten auch wesentlich seltener einen Schlaganfall.

Durch Kakao schlank – ein Mythos!

Sicher Schokolade ist alles andere nur keine Lebens- oder Genussmittel dass uns Schlank macht, auch wenn eine amerikanische Studie diesen Anschein erweckt. Etwa tausend Teilnehmer wurden von den kalifornischen Wissenschaftlern befragt in Bezug auf ihre Ernährungsgewohnheiten. Dabei kam ein recht unerwarteter Zusammenhang heraus: Diejenigen, die häufiger Schokolade verzehrten, waren im Durchschnitt schlanker, als jene die dem Genuss von Schokolade völlig versagten. Da kommt doch die Frage auf: Kann man mit Schokolade oder Kakao abnehmen?

Diese kalifornische Studie hat ihre Tücken, denn solche Querschnittsuntersuchungen machen es oft schwer, aus den statistischen Zusammenhängen ganz konkrete Ursache-Wirkungs-Prinzipien abzuleiten. Man kann davon ausgehen, dass nicht die Schokolade für das „Schlank sein" verantwortlich ist. Der Ernährungswissenschaftler Buijsse hat dafür eine ganz einfache Erklärung: Wer zunimmt, will abnehmen und somit wird er auf Schokolade verzichten!

Schokolade gut für die Verdauung

Warum Kakao die Zellen schützt und die Gefäße gesund hält, das ist lange Zeit ein Rätsel gewesen, welches jetzt von den Chemikern gelüftet wurde und das unter zu Hilfenahme von einem künstlichen Magen-Darm-Trakt und Bakterien.

Selbstverständlich kann Schokolade nur dann gesund sein, wenn sie in Massen genossen wird und zudem am besten dunkel und mit einem hohen Kakao-Anteil und wenig Zucker versehen ist. Allerdings war es lange zeit unklar, warum Kakao eine positive Wirkung auf unsere Blutgefäße hat. Ein Forscherteam um John Finley von der Louisiana State Universität in Baton Rouge hat dafür jetzt eine Erklärung gefunden.

Das Team stellte im Verlauf des Jahrestreffens der American Chemical Society einen künstlichen Magen-Darm-Trakt vor, den sie gebaut hatten. Dieser war ihnen dabei behilflich, zu verstehen, wie der Kakao verdaut wird. Der Kunstdarm von diesem Magen-Darm-Trakt bestand aus den verschiedensten Lösungen, mit denen die Forscher verschiedene Milieus nachbildeten. An einigen Stellen fügten die Forscher dem künstlichen Darm auch Mikroorganismen zu, die sich im Verdauungstrakt des Menschen befinden. Das künstliche Verdauungssystem wurde von ihnen dann mit einem Brei aus Kakao gefüttert, um abzuwarten, was passiert. Sie entnahmen Proben an jeder Station des Magen-Darm-Traktes, um so herauszufinden, inwiefern sich die Inhaltsstoffe veränderten. Vor allem nach Polyphenolen wie beispielsweise Katechin und Epikatechin hielten die Forscher Ausschau, denn diese komplexen Verbindungen wirken sich auf die

Gefäße positiv aus. Aufgrund der verbesserten Durchblutung schützen sie somit nicht nur vor Herz-Kreislauf-Erkrankungen, sondern auch das Gehirn wird besser durchblutet und das wirkt sich indirekt auf unser Gedächtnis aus. Somit wirken die Polyphenole als Antioxidantien und schützen die Zellen.

Milchsäurebakterien sind hilfreich

Durch ihre Versuche konnten die Forscher aufzeigen, dass die Polyphenole aus dem Kakao nicht einfach freigesetzt werden, während ihrer Passage durch den Magen-Darm-Trakt, sondern das „Kleine Helfer" benötigt werden, welche behilflich sind, den Kakao zu zerlegen. Durch die Darmwand können die kleineren Moleküle dann in das Blut gelangen und dort ihren positiven Eigenschaften entfalten. Allerdings ist das nur möglich mit speziellen Darmbakterien, denn nicht alle Mikroben des Darms sind dafür nützlich um die Schokolade zu verdauen.

Die „guten" Mikroben, die mit der Schokolade etwas anfangen können, sind die Bifido- und Milchsäurebakterien. Sie schlagen sich förmlich den Bauch mit der Schokolade voll, laut Finley und zerlegen diese dabei in die anti-entzündlich wirkende Verbindung. Dahingegen können die Clostridien und einige der Escherichia-coli-Stämme überhaupt nichts mit dem Kakao (Schokolade) anfangen und ließen die Polyphenole ganz ungenutzt an sich vorbeiziehen. Allerdings ist es ein schlechter Plan, das Mikrobiom das sich im Darm befindet so umzuzüchten, dass größtenteils nur Bifido- und Milchsäurebakterien dort angesiedelt sind, sodass die Schokolade gesünder wird. Denn der Mensch braucht ebenso wie die Kakaozersetzer auch andere Darmmikroben, damit die anderen Nahrungsmittel verdaut werden können.

Kakao verfügt über reichlich Kalorien

Kakao verfügt im Gegensatz zu anderen Lebensmitteln über recht viele Kalorien (kcal), 100 g Kakaopulver beispielsweise enthalten circa 350 Kalorien. Zum Teil liegt der Kalorienwert des Kakaos, der im Handel angeboten wird, sogar noch um vieles höher, da dieses in der Regel mit einer Menge Zucker versetzt ist. Das „industrielle" Kakaopulver in den Läden enthält zumeist nur noch recht wenig echtes Kakaopulver, wobei man davon ausgehen kann, dass dabei die 25-%-Marke nicht überschritten wird.

Allerdings gibt es große Unterschiede, was den Kaloriengehalt von Kakaopulver angeht. So muss unterschieden werden, wie stark dieses entölt bzw. gezuckert wurde. Stark entölter ungezuckerter Kakao enthält oftmals nur noch rund 250 Kalorien. Eine Tafel Schokolade bzw. 100 g Schokolade enthält rund 500 Kalorien.

Wer auf Kalorien achten will, aber dennoch nicht auf

eine Tasse heiße Schokolade verzichten möchte, der sollte seinen Kakao beispielsweise nach eigenem Rezept mischen. Allerdings ist dabei das Mischverhältnis zwischen dem natürlichen Kakaopulver und dem Süßstoff der verwendet wird reine Geschmackssache und daher sollte man sich langsam herantasten und ausprobieren. Wer seine Mischung verfeinern möchte, der kann den Kakao auch mit Gewürzen anreichern, wie beispielsweise Zimt oder Vanille und selbst Cayennepfeffer eignet sich hervorragend dafür.

Macht Schokolade süchtig?

In der Tat behaupten vielen Menschen von sich, dass sie nach Schokolade süchtig sind und tatsächlich enthält Schokolade Stoffe, die abhängig machen können. Einer dieser Stoffe ist Anandamid. Dieser Stoff ist auch in Canabis enthalten, wobei die Konzentration in Schokolade zu gering ist, als dass er körperlich süchtig machen kann. Allerdings kann der Mensch von der Schokolade psychisch abhängig werden. Daher gilt für den Suchtfaktor Schokolade: Das Fleisch ist willig, doch der Geist ist schwach.

Die Schokolade aus dem Supermarkt

Haben Sie schon einmal drei normale Tafeln Schokolade aus dem Supermarkt, verglichen im Bezug auf ihre Inhaltsstoffe. Nein? Dann werden Sie jetzt voller Interesse weiterlesen, denn hier wollen wir Ihnen den Unterschied von ganz normaler Schokolade aus dem Supermarkt einmal näher bringen.

Nehmen wir dazu einmal:

* **Eine Tafel Bitterschokolade mit einem Kakao-Anteil von 85 %**
* **Eine Tafel Halbbitterschokolade mit einem Kakao-Anteil von 50 %**
* **Und eine Tafel Vollmilch-Schokolade mit einem Kakao-Anteil von 32 %**

Sie werden erstaunt sein, dass nur noch bei der Bitterschokolade mit dem hohen Kakao-Anteil, die heute als Premium-Schokolade angeboten wird und früher eine ganz normale Handelsqualität war, der Kakao-Anteil vorn auf der Verpackung angegeben ist. Bei den beiden anderen Tafeln Schokolade hingegen erfährt man den Kakao-Anteil nur über das Zutatenverzeichnis. Allerdings muss der Kakao-Anteil auf jeden Fall deklariert werden, da der Kakao ein wesentlicher Bestandteil einer Tafel Schokolade ist.

Das Zutatenverzeichnis von Schokolade baut sich nach der Menge gruppiert auf. So ist die erste Zutat auf der Liste die, die am häufigsten vorkommt und die Letzte diejenige, die am wenigsten enthalten ist.

Am Rande erwähnt:

Der Verzehr der Bitterschokolade sollte allerdings auch nicht übertrieben werden und das hat einen Grund: Denn je nachdem wo der Kakaobaum gewachsen ist und somit die Kakaobohne geerntet wurde, kann der Cadmiumgehalt des Kakaopulvers recht hoch sein. Bei Cadmium handelt es sich um ein chemisches Element, dass an den Nieren und Knochen Schäden hervorrufen kann. Bereits seit einigen Jahren fordert das Bundesinstitut für Risikobewertung die Einführung von einem Grenzwert des Cadmiums in Schokolade, doch leider wurde diese Forderung bis heute nicht umgesetzt.

Der Zucker in der Schokolade

Zucker, er ist süß und hat viele negative Auswirkungen auf den Körper, denn er macht nicht nur einfach krank, sondern auch schlaff, antriebslos, müde und depressiv. Jedoch ist er auch wichtig für den Körper. Daher sollte man wissen, dass Zucker nicht gleich Zucker ist. Zucker enthält so gesehen keine „wichtigen" Nährstoffe, denn er besteht aus Kohlenhydraten. Wer Schokolade genießen möchte, der sollte darauf achten, dass die Zuckerdosierung nicht überschritten wird, denn ist diese zu hoch, birgt das ein gesundheitliches Risiko. Daher sollte eher auf eine Bitterschokolade mit einem über 70-%-igen Kakao-Anteil zugegriffen werden, denn hier liegt der Zuckeranteil um die 16 – 18%. Im Gegensatz dazu liegt der Zuckeranteil bei einer Tafel Milchschokolade bei rund 60%. Eine gute Alternative zu Zucker ist Stevia, das erst seit Dezember 2011 zugelassen ist. Seitdem werden immer mehr Produkte mit dem neuartigen Süßstoff, der kalorienfrei und gesundheitsfreundlich ist auf dem Markt angeboten. So auch Schokolade, die in den Bioläden und auch teilweise in den Super-märkten als „Zuckerfrei" und mit Stevia gesüßt ange-boten wird.

Das Lecithin

Auch wenn Lecithin nur in geringen Mengen eing-esetzt wird, so spielt es doch eine bedeutende Rolle bei der Fließgrenze von Schokolade und der plas-tischen Viskosität. Bei Lecithin handelt es sich um einen Emulgator, der auch Cholin enthält. Dabei handelt es sich um einen Stoff, der sich positiv auf die Gesundheit des Gehirns auswirkt. In der Schokolade kommt zumeist Sojalecithin zum Einsatz, wobei Soja teilweise als gesundheitlich bedenklich gilt. Allerdings sollte das bei dem geringen Anteil des Sojalecithin in Schokolade von 0.3 bis 0,5 % des Gesamtgewichts kein Problem darstellen, im Angesicht der übrigen

Vorteile. Erwähnenswert ist, dass Lecithin nicht unbedingt benötigt wird, um Schokolade herzustellen.

Fazit (kurz und knapp):

Wenn Schokolade aus dem Supermarkt, dann sollten Sie zu Bitterschokolade greifen. Besser wäre, die Schokolade im Biomarkt zu kaufen. Am besten aber, Sie machen Ihre Schokolade einfach selbst. Frei von Zucker, Milch und sonstigen Zusätzen.

Dazu später mehr im Rezepte-Teil…

Die Kakaobutter

Es ist ein nahezu magisches Wort: Schokolade, und wenn man daran denkt, dann fangen die Synapsen an zu glühen. Schokolade ist und bleibt ein sehr beliebtes Genussmittel und ist in den vielfältigsten Variationen und Qualitäten erhältlich. Damit die Schokolade überhaupt entstehen kann, benötigt sie als Grundlage die Kakaobohne. Sieht man sich einmal die Zutatenliste an auf einer Tafel Schokolade, dann findet man dort nicht nur den Kakao-Anteil vor, sondern auch unter Umständen den Anteil an Kakaobutter. Doch Butter erinnert uns an Fett, was hat es also auf sich mit der Kakaobutter?

Kakaobutter: Was ist das?

Bereits zu Anfang des E-Books wird erklärt, wie die Kakaobohnen nach der Ernte verarbeitet werden. Nachdem sie geröstet, gebrochen und von ihrer Schale befreit wurden, werden sie zu einer Kakaomasse zerdrückt. Diese Masse wird in der Regel anschließend gepresst und bei dieser Prozedur tritt Fett aus: die Kakaobutter, die anschließend filtriert oder zentrifugiert wird.

In der Kakaobutter sind 60% gesättigte Fettsäuren enthalten, wobei das vornehmlich Stearin- und Palmitinsäure ist. 33 % der Kakaobutter sind einfache ungesättigte Fettsäuren und der Rest 7% sind mehrfach ungesättigte Fettsäuren. Kurz gesagt bedeutet das, dass die Kakaobutter als Fett recht stabil ist und somit kaum ranzig wird. Sie kann ohne Weiteres bis zu zwei Jahren gelagert werden.

Wofür wird Kakaobutter verwendet?

In der Pharmazie

Kakaobutter wurde früher in der Pharmazie als Grundlage für Zäpfchen und Salben verwendet. In der heutigen Zeit kommt sie nicht mehr zur Anwendung oder hat so gut wie keine Bedeutung mehr in der Pharmazie, wegen ihres schlechten Erstarrungsverhaltens aufgrund von Polymorphie, der fehlenden Volumenkontraktion beim Erkalten und dem geringen Wasseraufnahmevermögen. Daher wurde die Kakaobutter weitgehend durch andere Grundlagen abgelöst, die wesentlich bessere Eigenschaften aufweisen.

In der Kosmetik

Die Kakaobutter findet man in Lippenpflegestiften und Körperpflegeprodukten, denn sie schmilzt bereits bei Körpertemperatur und hinterlässt ein weiches Hautgefühl. Besonders gut geeignet ist sie bei rissiger Haut. Daher wird sie auch als Zusatz in Lotionen, Körperpflegecremes, Badezusätzen und Balsamen genutzt. Selbst in den Antifalten-Cremes ist teilweise

Kakaobutter enthalten, wo sie die Falten rund um Augen und Mund mildern soll. Selbst gegen Schwangerschaftsstreifen soll die Kakaobutter helfen bzw. vorbeugen. Doch auch in Seifen findet sich die Kakobutter wieder, denn hier bildet sie zusammen mit den Alkalien eine Seife, die fest und mild ist.

In der Parfümerie

Selbst in der Parfümerie kommt die Kakaobutter zum Einsatz, wo sie als Fettschicht bei der Enfleurage verwendet wird, wobei sie den Blüten den Duftstoff entzieht und aufnimmt. Dieser wird dann wiederum durch Alkohol herausgezogen und letztendlich für die Herstellung von Parfüm verwendet.

In der Lebensmittelindustrie

Hier wird die Kakaobutter zur Herstellung von weißer Schokolade und Nugat genutzt oder aber der Milch- und Schmelzschokolade hinzugefügt. Zudem wird die Kakaobutter auch mit der Kakaomasse zu Kuvertüre verarbeitet, die letztendlich als Überzugsmasse dient zum Beispiel für Pralinen oder Gebäck.

Als Repellent

Kakaobutter wird auch als Repellent genutzt in der Hausmedizin beispielsweise gegen Insektenstiche.

Wie gesund ist Kakaobutter?

Da es sich bei Kakaobutter um ein Fett handelt, ist es auf den ersten Blick eine hervorragende Energiequelle. Denn der sehr geringe Anteil der mehrfach ungesättigten Fettsäuren bedeutet, dass eine hohe Stabilität vorhanden ist und somit das Gesundheitsrisiko durch Oxidation im Körper gering ist.

Was bleibt sind die gesättigten Fettsäuren und davon ein großer Teil, die allerdings noch immer als ungesund gelten im Volksmund. Jedoch hat sich bereits herausgestellt und auch immer wieder erwiesen, dass diese Bedenken überhaupt nicht gerechtfertigt sind.

Warum sollte beispielsweise der Organismus eine Form wählen wie die Palmitinsäure, wenn diese gesundheitsschädlich ist. Denn in dieser Form wird Fett zum größten Teil in unserem Körper gespeichert. Die Stearinsäure als zweites Beispiel. Sie hat nach aktuellem Forschungsstand eine positive Wirkung auf die Blutfettwerte.

Des Weiteren wandelt der Körper diese sehr schnell in Ölsäure um, wobei es sich um eine ungesättigte Fettsäure handelt und diese ist auch in Olivenöl vorhanden. Daher sollte der Gedanke an erhöhte Cholesterinwerte nicht verschwendet werden. Allerdings muss erwähnt werden, dass die Forschungen und wissenschaftlichen Experimente um den Zusammenhang von Fetten und Cholesterin noch nicht beendet sind. Jedoch ist die Kakaobutter nach dem aktuellen Stand der Wissenschaft keinesfalls gesundheitsschädigend.

Doch wie bei allen anderen Dingen auch, kommt es immer auf den Kontext an. So hat die Kakaobutter in Form von einer Tafel Milchschokolade, die einen hohen Zuckeranteil aufweist, ganz andere Auswirkungen auf den Stoffwechsel und birgt daher auch ganz andere „Gefahren" für den menschlichen Körper.

Daher sollte und es kann nicht oft genug erwähnt werden, stets eine Schokolade mit einem Kakao-Anteil von über 70% konsumiert werden, denn hier ist der Zuckeranteil recht gering. Eine Schokolade, die auf der Basis von hochwertigen Kakaobohnen besteht, muss nicht zwingend bitter vom Geschmack sein, sondern sie kann ebenso fruchtig sein und teilweise sogar einen süßen Geschmack aufweisen.

Details zur Kakaobutter

Bei dem Verzehr von Kakaobutter „erlebt" man ein besonders charakteristisches Mundgefühl, denn wenn diese im Mund schmilzt, dann erzeugt sie einen kühlenden Effekt.

Inhaltsstoffe:

Eine Vielzahl an gesättigten Fettsäuren, wie beispielsweise:

- **24 – 29 % Palmitinsäure**
- **32 – 37 % Stearinsäure**
- **31 – 37 % Ölsäure**

100 g Kakaobutter enthalten:

- **Energie (kcal): 879**
- **Wasser (g): < 1**
- **Eiweiss (Protein) (g): 0**
- **Fett (g): 99.5**
- **Kohlenhydrate (g): 0**
- **Ballaststoffe (g): 0**
- **Cholesterin (g): 3**
- **Mineralstoffe (g): < 1**
- **Gesättigte Fettsäuren (g): 59**
- **Einfach gesättigte Fettsäuren (g): 33**
- **Mehrfach gesättigte Fettsäuren (g): 3**

Kakaopulver

Wenn es um die Herstellung von Kakaopulver geht, dann ist diese sehr aufwendig, denn die Kakaobohnen werden dafür maschinell gereinigt und dann geröstet, was ihnen letztendlich ihren typischen Geschmack verleiht und ihre dunkle Farbe. Im Anschluss daran werden die Schalen entfernt und die Bohnen in einer speziellen Kakaomühle zu einer Kakaomasse gemahlen. Wie im Kapitel Kakaobutter bereits erwähnt, wird bei diesem Schritt auch die Kakaobutter gewonnen. Der harte Presskuchen, der dabei entsteht, wird schließlich zum Kakaopulver gemahlen. Im Anschluss daran wird das Kakaopulver dann pur und ohne Zusätze von Zucker verpackt.

Es gibt zwei Arten von Kakaopulver

Das schwach entölte Kakaopulver: Dieses enthält noch mindestens 20 % Restfett bzw. Kakaobutter. Zwar löst sich dieses nicht so gut in der Milch auf, ist allerdings die hochwertigste Sorte. Der Grund, ein schwach entölter Kakao verfügt über einen wesentlich intensiveren Kakao-Geschmack.

Das stark entölte Kakaopulver: Dieses verfügt nur noch über einen Fettanteil von 10 %. Durch diesen Umstand löst sich das Kakaopulver wesentlich besser in der Milch auf, aber verfügt nicht über einen so intensiven Kakaogeschmack.

Hier ist anzumerken, dass das stark entölte Kakaopulver von seinem Kaloriengehalt nur unwesentlich unter dem schwach entölten liegt.

Kakaoliquor (Kakaorohmaße)

Bei der Kakaorohmasse (Kakaoliquor) handelt es sich um die Basis, die benötigt wird, um hochwertige Schokolade oder Pralinen herzustellen.

Nachdem die Kakaobohnen getrocknet sind, die Schalen aufgebrochen und entfernt wurden, werden die gereinigten Kakaonibs solange vermahlen, bis eine Kakaobreimasse, der Kakaoliquor entsteht. Die Masse verfügt über einen sehr intensiven Kakaogeschmack, der vergleichbar ist mit einer 100-%-igen Schokolade, die man auch im Handel erhält. Da allerdings die Kakaonibs nicht geröstet werden, ist diese Masse wesentlich milder im Geschmack.

Die Kakaorohmasse kann unter Zusatz von Kakaobutter und weiteren Zutaten ebenfalls zu Schokolade verarbeitet werden. Der Kakaoliquor entsteht aus der vollen Kakaobohne und ist eine reine Kakaomasse.

8 Kakao(bohnen) Rezepte

Azteken-Kakao

Zutaten:

1 Esslöffel Bio Kakaobohnen (roh)

3 Datteln

1 Prise Vanille

Option: Cayennepfeffer (wer es ein wenig scharf mag)

Zubereitung:

Kakaobohnen, Datteln (ohne Steine) und Vanille in einem Mixer fein mahlen.

Anschließend warmes Wasser dazugeben (1 gute Tasse) und nochmals gut durchmixen. **Fertig!**

Info:

Datteln sind:

- reich an Vitamin C
- reich an Vitamin D
- reich an Zink, Kupfer, Magnesium
- reich an Kalium

Einfache Trinkschokolade

Zutaten:

1 Esslöffel Bio Kakaobohnen (roh)

1 Esslöffel Mandeln (Natur)

3 Datteln (ohne Stein)

Optional: 1 Teelöffel Bio Honig, Stevia oder Ceylon Zimt

Zubereitung:

Sämtliche Zutaten im Mixer durchmahlen. Anschließend eine gute Tasse Wasser dazugeben und nochmals gut durchmixen (mind. 30 Sekunden). Wer den Kakao kalt mag, kann noch 2-3 Eiswürfel dazugeben.

Info:

Mandeln sind:

• Basisch

• Reich an ungesättigten Fettsäuren

• Schützen vor Diabetes

• Senken hoher Blutdruck

• Wirken prebiotisch

Selbstgemachte Schokolade

Zutaten:

80- 90g Bio-Kakaobutter

1 gute Prise gemahlene Vanille

2 Esslöffel Bio Honig oder Agavendicksaft (vegan)

50- 60g Bio-Kakaopulver (wichtig: ohne Zusätze)

80 g Bio Mandelmus

Optional: Nüsse, getrocknete Früchte für die Füllung der Schokolade

Zubereitung:

Die Kakaobutter in einem Gefäß über dem Wasserbad schmelzen. Danach sämtliche Zutaten dazugeben und mit einem Schneebesen gut verrühren bis es eine glatte Masse ergibt.

Danach noch nach Wunsch Nüsse, Trockenfrüchte usw. unterheben und in eine Form, eine flache Tupperdose oder ähnliches füllen. Danach für etwa 15 Minuten in den Tiefkühler und anschließend für etwa 45 Minuten in den Kühlschrank stellen, damit die Schokolade langsam fest werden kann.

Fertig!

Schokoladenpudding

Zutaten:

2 Esslöffel Bio Kakaobohnen

1 Esslöffel Mandeln

2 Datteln (ohne Steine)

1 Teelöffel Bio Honig oder Agavendicksaft

1 reife Banane

Zubereitung:

Kakaobohnen und die Mandeln im Mixer gut durchmixen. Danach das Wasser, die Banane und die Datteln dazugeben und alles schön glatt mixen. Mit Bio-
Honig oder Agavendicksaft abschmecken.

Wichtig:

Mit dem Wasseranteil ein wenig experimentieren.
Lieber zu Anfang weniger Wasser einfüllen und bei
Bedarf nachgeben, bis eine cremige Konsistenz ent-
steht.

Grüner Schoko-Smoothie

Zutaten:

250 ml Mandelmilch (Optional: Kokosmilch)

1 gute Handvoll Blattsalate (Feldsalat usw.)

1 Banane, gefroren

1 Tasse Wald-Beeren (tiefgefroren oder frisch)

1 Teelöffel Agavendicksaft

1 - 2 EL Bio Kakaopulver

Zubereitung:

Alles in einem Mixer durchmixen.

Fertig!

Schoko-Kokos-Pudding

Zutaten:

1 Tasse frisches Kokosfleisch

2 Esslöffel Kakaobutter

2 Esslöffel Bio Kakaopulver (ohne Zusatz)

1 Prise Vanille-pulver oder Ceylon Zimt

1 Teelöffel Bio Honig oder Agavendicksaft

Zubereitung:

Kokosfleisch mit 3 EL Wasser im Mixer zerkleinern. Die Kakaobutter in einem Gefäß über dem Wasserbad langsam schmelzen

Anschließend alle Zutaten im Mixer verarbeiten bis die Masse sehr fein und cremig ist, durchkühlen für 1 Std. und dann servieren.

Schoko-Bananen Eis

Zutaten:

2 Vollreife Bananen

4 Esslöffel Mandelmilch

2 Teelöffel Bio Honig oder Agavendicksaft

1 Teelöffel Mandelmus (optional)

4 Teelöffel Bio Kakaopulver (ohne Zutaten)

Zubereitung:

Bananen schälen, in Scheiben schneiden und dann über Nacht einfrieren. 10 Minuten antauen lassen, mit den restlichen Zutaten gut pürieren. Fertig…

Tipp:

Eine ganze Bio-Kakaobohne über das fertige Eis zerbröseln …

Wildkräuter Schoko Smoothie

Zutaten:

1 bis 2 Teelöffel rohes Bio Kakaopulver

5 Datteln ohne Steine

1 Esslöffel eingeweichte Kürbiskerne

Eine (gute) Handvoll Brennessel, Löwenzahn oder Spitzwegerich

1 Teelöffel Mandelmus

1 Prise Ceylon Zimt

250 bis 500 ml Wasser

Zubereitung:

Alle Zutaten in einen Mixer geben und gut durchmixen.

Fertig!

Nachwort

Das was Sie auf den Seiten dieses Buches gelesen haben, mag sie eventuell dazu veranlassen mehr Kakao/Schokolade zu verzehren, aufgrund der positiven Auswirkungen. Allerdings sollten Sie sich vor Augen führen, dass Kakao bzw. Schokolade, gerade aus dem Supermarkt, in großen Mengen keinesfalls gesund ist, sondern eher das Gegenteil zur Folge hat: Sie nehmen zu und damit erhöht sich die Gefahr auf Folgekrankheiten aufgrund von einer eventuellen Adipositas (Übergewicht).

Wenn Schokolade, dann sollten Sie diese immer selber machen. Der Vorteil: Hier haben Sie immer einen großen Einfluss auf sämtliche Zutaten, die letztendlich eine große Wirkung auf Ihren Körper bzw. auf Ihre Gesundheit ausüben.

Ich hoffe, der kleine Ausflug in die Welt der Kakaobohne hat Ihnen gefallen und ich wünsche Ihnen alles Gute und viel Gesundheit.

Ihr
Michael Iatroudakis

Quellenangaben

http://agrofinanzblog.de/kakao-historie-der-goldenen-bohne/

http://www.xocai-life.de/index.php?option=com_content&view=article&id=16&Itemid=16

http://www.helles-koepfchen.de/artikel/2880.html

http://www.wissewerdubist.at/34.html

http://derstandard.at/1296696520586/Gesunder-Kakao-Schokolade-enthaelt-mehr-Antioxidantien-als-Obst

http://dr-schoeneberg.de/kakao-ist-eine-reiche-quelle-an-antioxidantien/

http://www.xocai-life.de/index.php?option=com_content&view=article&id=6&Itemid=7

http://www.xocai-life.de/index.php?option=com_content&view=article&id=6&Itemid=7

http://superfood-gesund.de/roher-kakao/

http://www.wir-essen-
gesund.de/2014/01/07/sch%C3%B6ne-junge-haut-
dank-anti-aging-food/

http://www.shape.de/bildergalerie/b-23798/was-
schokolade-alles-kann.html

http://www.shape.de/diaet-und-
ernaehrung/lebensmittel/a-32381/kakao-in-
schokolade-haelt-jung.html

http://rohspirit.de/rohkost-rezepte/rohe-
schokolade-kakao-bohne/

http://www.heilpraxisnet.de/naturheilpraxis/warum-
schokolade-gluecklich-macht-90184985.php

http://www.wissen.de/warum-schokolade-
gluecklich-macht-und-gesund-ist

http://www.mamiweb.de/familie/schokolade-macht-
gluecklich/1

http://www.planetwisen.de/alltag_gesundheit/essen/
schokolade/schokolade_und_ihre_wirkung.jsp

http://unserekorruptewelt.wordpress.com/2010/11/
06/sex-schokolade-die-kakaobohne-das-rauschmittel-
der-gotzendiener/

http://www.senioren-ratgeber.de/Ernaehrung/Wie-gesund-ist-Kakao-257955.html

http://www.gesundheit.de/ernaehrung/lebensmittel/gewuerze/kakao

http://www.welt.de/gesundheit/article126097197/Schokolade-wird-erst-durch-heimliche-Helfer-gesund.html

http://www.theobromacacao.de/wissen/gesundheit/

http://www.spiegel.de/wissenschaft/medizin/kakao-us-studie-weist-irrefuehrendes-ergebnis-aus-a-915332.html

http://www.olionatura.de/_oele/index.php?id=35

http://de.wikipedia.org/wiki/Kakaobutter

http://eatsmarter.de/lexikon/warenkunde/kakao

Über den Autor

Lizenzierter Fitnesstrainer und -Lehrer, zertifizierter MovNat-Trainer, Ausbildung zum Heilpraktiker, Ernährungsberater. Befasst sich seit über 15 Jahren mit alternativen Heilmethoden und Energiearbeit.

Bereits erschienen (Bücher / eBooks):

Die Matrix-Diät:„Abnehmen m. Körper, Geist & Seele"

Der Smoothie-Guide:…ein unterhaltsamer Ratgeber

Xylit:„Das süße Wundermittel"

Der Paleo-Lifestyle: Steinzeitfitness im 21. Jahrhundert

Der Matcha Tee: Das grüne Wunder aus Japan

Das Kokosöl: Das Geheimnis äußerer Schönheit, stabiler Gesundheit und grenzenloser Energie

Die Steinzeit-Diät: In 28 Tagen zum Wohlfühlgewicht

Die Smoothie-Diät: Gesund und lecker abnehmen mit selbstgemachten Smoothies

Kolloidales Silber: Das natürliche Antibiotikum für Mensch, Tier und Pflanze

Moringa Baum: Mehr Gesundheit, mehr Energie und jünger aussehen mit dem Wunderbaum

Die Zistrose: Das Wunderkind unter den Heilpflanzen

Omega 3: Die wiederentdeckte Fettsäure gegen Herz-Kreislauferkrankungen…

4 SuperFoods: Matcha-Tee, Kokosöl, Moringa-Baum, Zistrose (Sammelband 1)

Vitamin D: Das Superhormon gegen Herz-Kreislauferkrankungen, Krebs, Depressionen, Grippe und mehr…

Projekt Diät: Artgerecht zum Wohlfühlgewicht / Sammeband

Wasser: Das Lebenselixier für Gesundheit, Vitalität und Wohlbefinden

Vitamin K: Das vergessene Vitamin

Der Vitamin D & K Faktor: Der Rundumschutz für chronische Erkrankungen

4 Super-Foods: Vitamin D, Wasser, Gerstengrassaft, Omega 3 (Sammelband 2)

Die Steinzeiternährung / Paleo 30: Das 30 Tage Programm für Anfänger

Krafttraining: Kraft ist die bessere Medizin / Krafttraining für Anfänger

Die Löffel-Liste: Dinge die Sie tun sollten bevor Sie ablöffeln

Therapie Sport: Die unterschätzte Heilkraft der Bewegung

Smoothie Guide Kompakt: Wie Eltern es schaffen, dass ihre Kinder Obst und Gemüse essen

Intermittierendes Fasten: Mehr Energie, mehr Gesundheit durch Kurzeit-Fasten

Der Detox-Plan: Gesundheit, Lebensenergie und jünger aussehen durch natürliche Entgiftung

Super Detox: Mehr Lebensenergie durch Fasten und Entgiftung (Sammelband)

Zucker: Die (süße) tödliche Verführung [Fettleibigkeit, ADHS, Herz-Kreislauferkrankungen…

Kokoswasser: Das Natürliche Elixier des Lebens (Anti-Aging, Entgiftung, Sport, Kokosnuss…

Die Kokosnuss: Die Wunderfrucht aus den Tropen (Sammleband)

10 Superfoods: Powerfoods für mehr Gesundheit, mehr Lebensenergie und natürliches Anti-Aging

Weitere Neuerscheinungen siehe unter:

www.my-kindle-ebooks.de

Homepage:

www.smoothie-guide.de

www.xylit-xylitol.com

www.der-paleo-lifestyle.de

Ich gebe Ihnen eine Garantie

Mir ist es sehr wichtig, dass Sie aus diesem Buch den größtmöglichen Nutzen ziehen. Sollten Sie dennoch enttäuscht sein und Sie keinerlei Nutzen verzeichnen könnten, dann schreiben Sie mir eine E-Mail und ich erstatte Ihnen ohne Wenn und Aber den Kaufpreis zurück.

In dieser Hinsicht vertraue ich Ihnen als ehrlichem Menschen.

Bitte um ein Feedback

Eine persönliche Bitte:

- Sollte irgendetwas in diesem Buch nicht stimmen.

- Sollte eine Behauptung nicht richtig sein.

- Haben Sie einen Abschnitt/oder ein Kapitel nicht verstanden?

- Haben Sie sich über einen Satz/einen Abschnitt aufgeregt?

- Habe ich irgendwo undeutliche Formulierungen benutzt?

Und ergänzend alles andere…

Dann nehmen Sie mit mir Kontakt auf:

info@my-kindle-ebooks.de

Dieser Weg ist mir lieber, als wenn der Leser dieses Buch mit negativen Gefühlen beschließt.

Berichten Sie mir Ihre persönlichen Erfahrungen mit Kakao , ich würde mich über Ihr Feedback freuen…

Rechtliches

Der Autor übernimmt keine juristische Verantwortung und keinerlei Haftung für Schäden, die aus der Benutzung dieses E-Books / Buch entstehen. Außerdem ist der Autor nicht verpflichtet, Folge- oder mittelbare Schäden zu ersetzen. Gewerbliche Kennzeichen- und Schutzrechte bleiben von diesem Titel unberührt.

Das Werk ist einschließlich aller Teile urheberrechtlich geschützt. Das vorliegende Werk dient nur dem privaten Gebrauch. Alle Rechte, auch die der Übersetzung, des Nachdrucks und der Vervielfältigung dieses Titels oder von Teilen daraus, verbleiben beim Autor.

Ohne die schriftliche Einwilligung des Autors darf kein Teil dieses Dokumentes in irgendeiner Form oder auf irgendeine elektronische oder mechanische Weise für irgendeinen Zweck vervielfältigt werden.

Haftungsausschluss/Disclaimer

Der Besuch unserer Seiten kann nicht den Arzt ersetzen. Suchen Sie bei unklaren oder heftigen Beschwerden unbedingt einen Arzt auf! Die Informationen auf unseren Seiten sind vom Autor und Verlag sorgfältig recherchiert und zusammengestellt worden.

Dennoch kann keine Garantie übernommen werden. Die hier dargestellten Informationen dienen nicht Diagnosezwecken oder als Therapieempfehlung. Eine Haftung des Autors und Verlages für Personen-, Sach- und Vermögensschäden durch die Gesundheitstipps und Rezepte auf unseren Seiten wird ausgeschlossen.

Herausgeber:

Michael Iatroudakis
Drewitzer Str. 1
14478 Potsdam
Tel. 0160-12 444 15
Email: info@my-kindle-ebooks.de